CONCOURS

POUR L'AGRÉGATION

DANS LA FACULTÉ DE MÉDECINE DE MONTPELLIER.

SECTION DE MÉDECINE.

Des phénomènes sympathiques et synergiques dans les maladies.

THÈSE

QUE SOUTIENDRA PUBLIQUEMENT, LE 13 DU MOIS D'AOUT 1842,

HENRI PARLIER,

DOCTEUR EN MÉDECINE.

La grande et maîtresse vue, dans la science de l'homme, est de le considérer comme un être essentiellement animé par des forces vitales dont l'action est soumise à des lois primordiales de sympathie et de synergie.

BARTHEZ, *Nouveaux Éléments de la science de l'homme*, tom. II, pag. 12.

MONTPELLIER,

Imprimerie de Veuve RICARD, née GRAND, place d'Encivade. 3.

1842.

CONCOURS

POUR L'AGRÉGATION

DANS LA FACULTÉ DE MÉDECINE DE MONTPELLIER.

SECTION DE MÉDECINE.

Des phénomènes sympathiques et synergiques dans les maladies.

THÈSE

QUE SOUTIENDRA PUBLIQUEMENT, LE 13 DU MOIS D'AOUT 1842,

HENRI PARLIER,

DOCTEUR EN MÉDECINE.

La grande et maîtresse vue, dans la science de l'homme, est de le considérer comme un être essentiellement animé par des forces vitales dont l'action est soumise à des lois primordiales de sympathie et de synergie.

BARTHEZ, *Nouveaux Éléments de la science de l'homme*, tom. II, pag. 12.

MONTPELLIER,
Imprimerie de Veuve RICARD, née GRAND, place d'Encivade. 3.
1842.

2

DES

PHÉNOMÈNES SYMPATHIQUES ET SYNERGIQUES

DANS LES MALADIES.

Quand on étudie l'être humain, on peut se placer à deux points de vue différents, selon qu'on l'envisage dans ses parties ou dans son ensemble; dans chacune de ses fonctions particulières ou dans sa fonction générale, la vie; dans les forces diverses qui, réparties sur tous ses points, les animent et les vivifient; ou dans cette force unique, le principe vital, dont les premières ne sont, à vrai dire, que des facultés.

Le premier de ces points de vue a reçu, de la plume de Bordeu, une expression nette et vive, quand il a dit: le corps vivant est un assemblage de plusieurs organes qui vivent chacun à leur manière, qui sentent plus ou moins, et qui se meuvent, agissent ou se réposent dans des temps marqués (1). Hippocrate nous place en présence du second dans ces paroles aussi simples que profondes: *Omnium autem unum est principium, unusque omnium finis, idemque finis et principium* (2).

Ces deux ordres de considération, qui se rattachent, le premier à la pluralité des fonctions et des forces qui composent l'organisme vivant, le second à l'unité qui le caractérise et le personnifie, sont vrais simultanément, légitimes, nécessaires; ils se supposent mutuellement, se complètent, se limitent sans se contredire, et varient dans leur rapport réciproque sans s'annihiler. L'esprit humain ne peut jamais s'y soustraire, bien qu'il donne souvent plus d'importance à l'un qu'à l'autre, suivant la nature des faits qu'il observe ou ses tendances naturelles. Il ne peut considérer les organes pris individuellement dans leurs modes divers de vitalité, sans prendre en considération le lien qui les unit et rend fréquemment les uns solidaires des affections des autres; ni étudier le principe moteur et la fin d'une fonction, sans tenir compte des différentes parties qui concourent à cette œuvre commune, et de la part que chacune d'elles y prend.

Ainsi les parties de notre être se prêtent un consentement réciproque dans leurs affections comme dans leurs actes.

(1) Recherches sur les maladies chroniques.

(2) *De alimento liber.*

Consensus unus, conspiratio una, consensientia omnia (1). S'agit-il de leurs affections ; ce consentement mutuel est la source de leurs sympathies. S'agit-il de leurs actes ; il devient le principe de leurs synergies. Ces deux classes de phénomènes ont donc pour base commune le lien de cette vie à la fois une et multiple qui pénètre et anime l'ensemble comme les portions de la machine humaine ; mais ce lien est moins étroit dans les sympathies que dans les synergies ; et, en outre, dans les premières, il ne s'agit que d'impressions et de souffrances ; tandis que, dans les secondes, il s'accomplit des actes fonctionnels ou médicateurs.

Regâ a donc eu raison de distinguer, d'après Baussner, des *consensus passionum* et des *consensus actionum* ; Barthez d'insister sur cette distinction ; et Broussais, qui n'a pas compris Barthez, parce qu'il n'a vu qu'une des faces de la vie, a commis une erreur grave en confondant ces deux ordres si différents de phénomènes.

DES PHÉNOMÈNES SYMPATHIQUES DANS LES MALADIES.

DÉFINITION DE LA SYMPATHIE.

Avant tout, il importe de bien arrêter les caractères des phénomènes sympathiques, afin de pouvoir les reconnaître et les distinguer des autres faits qui ont avec eux quelques traits de ressemblance. D'après Barthez, qu'on ne saurait trop citer dans cette matière, la sym-

(1) *De alimento liber.*

pathie entre deux organes a lieu lorsqu'une affection de l'un occasionne sensiblement et fréquemment une affection correspondante de l'autre, sans que cette succession puisse être rapportée au hasard, au mécanisme des organes, ni à leur concours d'action dans une forme générique de fonction ou d'affection du corps vivant.

Cette définition nous avertit de ne point confondre avec une corrélation sympathique la simple coïncidence de deux maladies dont l'une ne serait pas la cause occasionnelle de l'autre : les effets mécaniques que l'affection d'un organe peut exercer sur ceux qui ont avec lui des rapports de contiguité ou certains rapports de fonction, comme lorsque l'estomac, distendu par des gaz ou des aliments, gêne les contractions du diaphragme et produit la dyspnée ; ou que les altérations du cœur, en gênant la circulation, troublent mécaniquement la fonction des organes pulmonaires ; enfin, les synergies. Ces faits ne sont pas les seuls qui soient étrangers à la sympathie. Pour qu'elle ait lieu, il faut que les deux organes affectés soient séparés l'un de l'autre par des parties intermédiaires qui n'aient point pris part à l'affection. C'est par ce caractère qu'elle se distingue de l'extension que prend un état morbide par l'effet d'un progrès sensible et continu. C'est ainsi que l'inflammation de l'estomac se transmet au foie, tantôt sympathiquement sans porter sur l'organe intermédiaire, le duodénum, tantôt par un progrès continu, en se propageant à travers ce viscère.

En outre, on ne peut ranger, parmi les phénomènes sympathiques, ces cas où un vice spécifique, en se répandant dans tout l'organisme, produit une diathèse dont l'action s'exerce plus particulièrement sur un des systèmes généraux de l'économie, ou sur certains organes. Barthez enseigne lui-même qu'on ne doit pas confondre le progrès d'obstruction qui s'opère successivement dans les ganglions lymphatiques sous l'influence de la diathèse scrophuleuse, avec la tuméfaction sympathique des ganglions cervicaux que Willis vit succéder à la compression trop forte des glandes inguinales par un bandage herniaire.

Dans les cas de ce genre, pour distinguer les effets de la sympathie d'avec ceux de la diathèse, c'est à l'existence de celle-ci qu'il convient surtout de faire attention : même alors la distinction n'est pas toujours facile. Dans les cas de cancer au sein, Callisen remarque que l'engorgement des glandes axillaires n'est pas un signe certain des progrès de la maladie : *glandulæ axillares tumidæ haud semper virus cancrosum resorptum indicant; sparsim a mero consensu oriuntur; ipse mammâ ablatâ, tumores sub axillares spontè resolutas vidi* (1).

C'est ici le lieu d'apprécier les rapports qu'ont avec les sympathies physiologiques les sympathies morbides, et de se demander en particulier si celles-ci ne sont que l'exagération des premières. Pour bien se fixer à cet égard, il me paraît qu'on doit distinguer la relation sympathique qui existe entre deux organes, de sa manifestation. On conçoit que la manifestation puisse varier, consister dans l'apparition de phénomènes normaux ou anormaux, bien que le lien sympathique demeure le même. L'observation a appris que les organes qui étaient associés pour accomplir les divers actes consécutifs d'une même fonction, entre lesquels l'impression reçue par l'un d'eux déterminait consensuellement les mouvements synergiques des

(1) Callisen, chirurg., tom. II, d'après M. Behier.

autres, étaient aussi ceux chez qui se produisaient fréquemment des sympathies pathologiques. Ce rapprochement, qui se voit, non pas toujours, mais quelquefois, quant au siége des deux ordres de phénomènes sympathiques, ne peut pas influer sur leur différence de nature. Or, comme la maladie ne s'éloigne pas de la santé par le degré seulement des actes vitaux, mais encore et surtout par leur mode, on ne peut pas dire, sans tomber dans l'erreur de l'école physiologique, que les sympathies morbides ne sont que l'exagération des sympathiés physiologiques. Ce n'est pas tout : il y a des sympathies du premier genre qui n'ont aucun rapport avec celles du second, même quant à leur siége. Quels termes de comparaison trouver, dans l'état de santé, aux engorgements des testicules qui succèdent à ceux des parotides, à la douleur de l'épaule qui accompagne les inflammations du foie?

CAUSES DE LA SYMPATHIE.

Cette cause ne peut être que dynamique. Les phénomènes sympathiques étant, comme je l'ai établi dès le principe, des modes de l'affectibilité des organes, des affections, supposent nécessairement, comme cause efficiente, l'action du principe de la vie. C'est ce qu'enseigne Barthez; c'est ce que reproduit M. le professeur Lordat (1), dans son style aussi clair qu'élégant : « après avoir reconnu l'unité du système vivant, le fait des sympathies n'est pas plus difficile à concevoir qu'un autre. Toute

(1) Doctrine médicale de Barthez, pag. 180.

hypothèse pour l'expliquer serait contraire à la philosophie. »

Déjà, dès le milieu du siècle dernier, Whytt (1), qui s'est appliqué à démontrer l'insuffisance des communications nerveuses pour expliquer les phénomènes de la sympathie, a dit : « que cet ordre de faits dépend d'un principe qui n'est point mécanique, et que supposer qu'elle est uniquement l'effet d'une situation particulière, d'un arrangement ou de la connexion des fibres médullaires du cerveau, ou qu'elle est produite par l'union des nerfs qui viennent de ce viscère, sont des idées aussi peu vraisemblables que d'imaginer que la pensée puisse être le résultat d'un mouvement dans les particules qui composent l'esprit animal, ou le fluide nerveux, ou toute autre matière déliée qui circule dans le cerveau. » On voit que Whytt a réfuté par avance les écoles matérialistes modernes.

Puisque la force vive de l'organisme agissant d'après des lois préétablies est la cause première, efficiente des phénomènes sympathiques, il n'y a pas lieu de s'étonner que l'expérience en ait fait connaître plusieurs qui sont produits dans des organes qui n'ont entre eux aucun rapport sensible. Barthez en donne pour exemple la sympathie qui se manifeste, à l'époque de la puberté, entre les organes de la génération et ceux de la voix, celle qui détermine, dans certains cas d'engorgement des parotides, une métastase sur les testicules, le clou hystérique qui se fait sentir dans les parties externes de la tête lorsque la matrice est lésée, les abcès du foie qui surviennent souvent aux plaies de tête.

(1) Maladies nerveuses, tom. I, pag. 325.

Ce n'est pas tout : d'autres faits s'accordent à prouver que les conditions de structure ne peuvent pas être la cause efficiente de la sympathie ; car les sympathies sont dépendantes d'une sensation déterminée, et non pas d'une impression quelconque. Quand on chatouille les pieds ou la plante des pieds, le corps entre quelquefois en convulsion ; rien de pareil n'a lieu quand ces mêmes parties sont enflammées ou blessées.

La sympathie de deux organes n'est pas toujours réciproque. Le diaphragme éprouve un mouvement continu de contraction lorsque l'extrémité de l'intestin rectum ou le col de la vessie sont le siége de douleurs fort violentes ; tandis que ces deux derniers organes demeurent indifférents aux douleurs du premier.

L'effet sympathique n'est pas constant, mais sujet à des variations infinies. La même affection de l'utérus peut, suivant que la prédisposition varie, agir sympathiquement chez la même malade, sur des organes très-divers, ou très-diversement sur le même organe. C'est ce qu'on voit dans l'hystérie.

Un organe qui n'est pas affecté directement par une cause irritante l'est sympathiquement quand cette cause fait impression sur un autre organe. L'iris, par exemple, n'est point mué par l'application directe de la lumière, tandis qu'elle l'est sympathiquement lorsque la lumière agit sur la rétine.

De nos jours, c'est aux communications établies entre tous les organes par les nerfs encéphalo-rachidiens et ceux du grand sympathique, qu'on attribue généralement les sympathies. Cette vue est trop générale et ne saurait satisfaire ; car elle ne peut pas expliquer comment il se fait que l'impression d'un organe ne s'irradie pas toujours sur tout le système, ou du moins sur tous les rameaux du tronc nerveux avec lequel communiquent les nerfs qu'il reçoit, et moins encore comment l'impression sympathique suit des communications anastomotiques, de préférence aux ramifications des nerfs primitivement affectés.

Whytt, entre autres objections qu'il adresse aux partisans des communications nerveuses directes, demande pourquoi, dans l'inflammation des reins, l'estomac souffre davantage que les intestins, et pourquoi les poumons et les autres parties ne sont pas du tout affectés dans cette maladie. Pourquoi l'irritation qui se fait dans le nez n'occasionne-t-elle que l'éternument, et non pas la toux ni le hoquet, n'excite point à vomir et ne purge pas par en bas ?

Si donc les conditions anatomiques ne peuvent pas rendre raison des phénomènes sympathiques, c'est empiriquement, par voie d'observation que cet ordre de faits doit être étudié; mais ce n'est point à dire pour cela que la considération des relations organiques, bien que secondaire, doive être négligée. L'expérience a montré que l'intensité de la sympathie entre deux organes est assez généralement en raison du nombre de leurs rapports sensibles (1). On peut donc considérer ces rapports comme des causes occasionnelles qui provoquent la puissance vitale à opérer les phénomènes de la sympathie.

A ce point de vue, les travaux des auteurs qui se sont attachés à la considération des conditions anatomiques prennent un autre aspect et conservent tout leur intérêt. Il demeure utile d'étudier, avec Bordeu, les relations

(1) M. Lordat, ouv. cit.

sympathiques établies par le tissu cellulaire ; avec Baglivi, celles qui dépendent de la continuité des membranes ; avec Willis, Vieussens et Meckel, les communications anastomotiques entre plusieurs paires de nerfs; avec Whytt et Tissot, le rôle que le cerveau exerce sur les sympathies ; avec Rivière et Haller, qui ont d'ailleurs admis plusieurs autres genres des relations précédemment énoncés, l'analogie d'organisation et d'usage entre les parties, leur proximité.

Barthez, qui possédait à un degré éminent une grande puissance de coordination, a réuni et systématisé tous ces modes différents de relations sympathiques. Cet auteur en fait d'abord deux grandes classes : dans l'une sont comprises toutes celles qui existent entre deux organes ; dans l'autre, celle qu'on observe entre un organe et le système vivant entier. La première classe comprend, d'une part, les sympathies que l'observation fait découvrir entre des organes qui ne sont associés par aucun rapport appréciable ; de l'autre, celles des organes qui ont entre eux certaines relations sensibles.

Ces conditions sensibles sont de deux sortes : 1° ressemblance de structure et de fonction ; 2° connexions anatomiques.

Le premier de ces deux genres de rapports existe entre les organes pairs, semblablement situés dans les deux moitiés latérales du corps. Dans les personnes sujettes aux ophthalmies, l'observation prouve que celle d'un œil passe facilement à l'autre. On a de nombreux exemples d'ischurie rénale complète, dans les cas où un seul rein avait été affecté de calcul ou d'inflammation.

Viennent ensuite les organes qui, sans être placés symétriquement dans les moitiés latérales et verticales du corps, ont la plus grande ressemblance de structure et de fonctions. La sympathie qu'ont entre elles les parties du tissu cellulaire qui pénètrent les viscères, et celles qui sont aux extrémités du corps, se manifeste dans un grand nombre de métastases, telles que les abcès critiques qui surviennent aux jambes dans les affections pulmonaires.

La peau a, dans toutes ses parties, une forte sympathie qui fait que l'application de l'eau très-froide cause un saisissement général, et arrête soudainement des hémorrhagies assez considérables.

J'ai déjà parlé de la sympathie qui existe entre les ganglions lymphatiques.

L'œsophage, l'estomac et les intestins, qui sont associés pour accomplir l'acte important de la digestion, ont entre eux une sympathie intime. Une inflammation bornée à l'estomac peut empêcher la déglutition. La blessure d'un intestin arrête la digestion stomachique.

Parmi les sympathies des organes qui ont entre eux des connexions anatomiques, on peut citer l'estomac, le diaphragme et le cœur, dont l'étroite connexion fait de la région épigastrique un centre de forces sensitives.

Le col de la vessie et l'extrémité de l'intestin rectum sympathisent au point que le ténesme et la difficulté d'uriner peuvent s'exciter réciproquement.

Le cours de ventre avec tranchées que cause la dentition difficile, les aphthes qui surviennent à la dysenterie, sont cités comme exemples des sympathies qui se rapportent à la continuité des membranes.

Une autre condition sensible à laquelle s'associent les sympathies, c'est que les parties soient similaires et réunies en un système continu. Les vaisseaux sanguins et les nerfs sont dans cette catégorie. Dans chacun de ces systèmes, Barthez distingue deux espèces de sympathies: celle qui unit entre eux deux vaisseaux et deux nerfs, et celle qui est entre chaque vaisseau ou nerf et son système.

La piqûre d'un vaisseau sanguin du dernier rang détermine dans les vaisseaux voisins un mouvement qui porte le sang vers l'ouverture; la phrénésie succède à la pneumonie, ou réciproquement, sans aucun symptôme de lésion dans les parties intermédiaires. Il est des hémorrhagies sympathiques dans lesquelles le lieu dont le sang s'écoule ne peut pas être considéré comme le terme d'un mouvement fluxionnaire parti de l'organe primitivement affecté : telles sont celles qui se font par la narine droite lorsque le foie est attaqué dans les maladies aiguës; par la narine gauche dans le cas d'altération de la rate. L'hémoptysie déterminée par un état bilieux paraît avoir aussi le caractère sympathique.

Les sympathies des nerfs ont toujours été les plus connues comme les plus importantes. En général, ceux qui sympathisent le plus fortement présentent deux conditions sensibles : 1° celle d'être réunis supérieurement dans un tronc commun, dans un plexus ou dans un ganglion; 2° celle de se distribuer dans les parties les plus voisines.

C'est à la sympathie des branches des maxillaires supérieurs qui vont aux dents, et de celles qui se portent aux joues, à la lèvre supérieure et aux angles de la bouche, que doit être rapportée la figure riante que les enfants présentent quelquefois pendant leur sommeil, à l'époque de la dentition. Meckel a expliqué la propagation de la douleur des dents supérieures jusque dans l'intérieur de l'oreille, par les connexions des rameaux du nerf facial avec ceux du maxillaire supérieur. C'est par la distribution des nerfs de la huitième paire, que Monro explique le resserrement de la glotte qui accompagne souvent des accès de toux et d'asthme nerveux.

La sympathie dominante qui unit les nerfs d'un même côté explique ce fait, déjà signalé par Hippocrate, de la division de l'homme intérieur en deux moitiés droite et gauche. Je ne m'arrête pas à l'examen de la sympathie qui règne entre chaque vaisseau sanguin, chaque nerf, et leur système respectif. Les faits qui s'y rattachent ne rentrent point dans le cadre naturel des phénomènes sympathiques ; ils ont trait à un autre ordre de questions.

En traitant de l'influence sympathique de chaque organe sur le système vivant entier, Barthez se contente d'en fournir deux exemples. Le premier est pris de l'augmentation des forces toniques que cause dans tout le corps le travail de l'estomac pendant la première digestion, et bien avant que la réparation des pertes ait pu être commencée.

Le second est fourni par l'influence qu'exerce, pour la production du sommeil, l'état d'un organe qui, après avoir été fortement excité, éprouve une diminution dans ses forces sensitives.

Cet aperçu bien imparfait d'une des plus belles parties des Nouveaux Éléments de la science de l'homme, m'a fourni, du moins, l'occasion de faire sentir l'avantage de rapprocher les phénomènes de sympathie des différentes conditions anatomiques avec lesquelles ils ont le plus de rapport. Cette méthode, vraiment ecclectique, est de beaucoup préférable à celle qui s'obstine à ne leur attribuer qu'un seul genre de communication. Elle soulage la mémoire, elle introduit de l'ordre dans les faits, et met l'esprit sur la voie d'utiles applications.

C'est ce que j'aurai plus tard l'occasion de démontrer.

Une autre méthode moins philosophique, mais peut-être plus pratique, consiste à classer les phénomènes de sympathie d'après les organes qui en sont le point de départ ou celui d'arrivée. C'est celle qu'ont suivie Rega dans son Traité de la sympathie ou du consensus des parties du corps humain, et particulièrement de l'estomac, dans l'état de maladie; Whytt et Tissot dans l'énumération des cas de sympathie que ces deux auteurs ont donnés dans leurs traités des maladies nerveuses. Plus récemment, parmi ceux qui se sont occupés du même sujet, et dont j'ai connaissance, Pierre Jas, dans une dissertation sur les relations sympathiques qui existent entre les viscères thoraciques et l'estomac, Monfalcon dans le dictionnaire des sciences médicales, et M. Behier, dans une thèse inaugurale remplie de faits, ont employé le même mode d'exposition.

Je ne m'engagerai pas, à la suite de ces auteurs, dans la longue énumération des faits de sympathie que l'expérience a fait connaître. Ce travail, plus long que difficile, n'aurait ni le mérite de la nouveauté, ni celui de l'érudition.

DE LA PRÉDOMINANCE SYMPATHIQUE DES ORGANES.

Unaquæque verò corporis pars altera alteri, cum hinc vel illinc perruperit, statim morbum facit; venter capiti, et caput carnibus ac ventri, et reliquæ omnes eadem ratione, quemadmodum venter capiti, et caput carnibus ac ventri (1). Tout

(1) Hippocrate, *de locis in homine liber.*

en reconnaissant qu'il n'est pas un organe qui ne soit susceptible d'exercer comme de recevoir une influence sympathique, Hippocrate accorde à l'estomac et à la tête une prédominance relative sur le reste de l'économie. Cette vérité est conforme à l'expérience de tous les temps.

L'influence sympathique d'un organe est relative à l'importance de la fonction que cet organe exerce, et à l'affectibilité dont il est doué. Sous ce dernier rapport, pour employer les expressions de M. le professeur Lordat, il est comme un sens particulier où le Principe de vie ressent d'une manière spéciale les impressions et les lésions que cet organe reçoit : les sensations vitales qu'elles occasionnent amènent dans le système des changements subits proportionnés au degré d'*attention sensitive* habituelle de ce principe dans l'organe supposé.

Sous ce double rapport, autant par l'importance de leur fonction que par l'affectibilité dont ils sont doués, le cœur, le diaphragme et l'estomac exercent sur tout le corps l'influence sympathique la plus étendue. On sait que Van-Helmont a placé dans les viscères épigastriques le centre des forces motrices et sensitives. Il assure qu'après avoir pris du napel, il sentait qu'il concevait dans l'estomac, et que, dans ce moment, ces conceptions étaient beaucoup plus vives et plus distinctes. Personne n'ignore le rôle exagéré que Broussais faisait jouer à l'irritation de la membrane gastro-intestinale dans la production des maladies.

Les organes encéphaliques, l'origine commune des nerfs, sont encore une des sources principales des influences sympathiques. D'après Barthez, il y règne habituellement une exaltation de sensibilité qui fait ressentir très-généralement dans cet endroit les efforts de la pensée et toutes les agitations de l'âme.

A ces deux centres des irradiations sympathiques, communs à tous les membres de la famille humaine, il convient de joindre, bien que n'étant propre qu'à la femme, l'utérus qui, depuis l'époque de la puberté jusqu'à celui de l'âge critique, étend sa sphère d'action sur toutes les parties du corps, mais surtout sur le cerveau et sur le cœur. Pendant cette période de l'existence, tous les actes, toutes les manifestations de la vie semblent s'accomplir sous son influence : *propter solum uterum*. Cet organe est la cause de la plupart des maux dont la femme est affligée, de sorte qu'il ne doit jamais cesser d'être, de la part du médecin, l'objet d'une observation attentive.

Tels sont les principaux foyers des phénomènes sympathiques. C'est sur eux qu'il importe d'abord de jeter les regards; mais on ne saurait se tenir à cette vue générale. La vie est trop mobile dans ses expressions pour que les sympathies ne présentent point entre elles de nombreuses différences, autant quant aux organes qu'elles intéressent, que pour la nature de leurs expressions.

Parmi les circonstances qui contribuent à leur imprimer les modifications dont elles sont l'objet, il est permis d'en saisir quelques-unes. Et d'abord, il n'est personne qui ne porte sur lui un organe doué d'une plus grande affectibilité relative, une partie faible, exposée plus particulièrement à l'action des causes morbides. Cette partie ne saurait manquer d'intervenir fréquemment dans la production des sympathies, soit pour les déterminer, soit pour en recevoir l'influence. En outre, les tempéraments, les idiosyncrasies, influent sur la nature des affections consensuelles. Le tempérament nerveux tend à leur faire produire la douleur, les convulsions, les spasmes; le tempérament sanguin, surtout quand il est associé à la pléthore, des inflammations et des mouvements fluxionnaires (1).

L'influence des âges, des saisons, des climats, qui ont pour effet d'introduire dans le système vivant des modifications relatives et au tempérament et à la susceptibilité morbide des organes, rentre dans celles que je viens d'énoncer.

DES PHÉNOMÈNES SYMPATHIQUES DANS LEURS RAPPORTS AVEC LES MALADIES.

Les phénomènes sympathiques sont étrangers à la composition des maladies, et ne se rattachent pas aux états élémentaires qui les constituent. Ils se tiennent au dehors, l'environnent, et leur forment comme un cortège accidentel. Toutefois, les rapports qu'ils soutiennent avec elles ne laissent pas que d'être importants, car, dans certaines circonstances, ils agissent à leur égard à titre de cause, et déterminent leur formation; dans d'autres, ils se mêlent à leurs symptômes essentiels, en altèrent le plus souvent la physionomie, l'éclairent, au contraire, dans quelques cas rares. Enfin, ils peuvent intervenir dans leur traitement, et contribuer ainsi à leur guérison.

Phénomènes sympathiques au point de vue de la production des maladies. — Je les range dans trois subdivisions.

(1) Voyez la thèse du docteur Martin, sur les sympathies de l'utérus, où ce point de doctrine est fort bien exposé.

Dans la première, je comprends les phénomènes sympathiques qui n'ont qu'une existence passagère, et donnent lieu à des maladies idiopathiques. La plupart des faits de ce genre reposent, ou sur la sympathie qui existe entre une partie de la peau et le reste de cette membrane, ou entre cette membrane et la muqueuse gastro-intestinale.

En voici quelques exemples : l'impression d'un air frais sur une partie de la peau détermine une contraction spasmodique dans toute son étendue, sous l'influence de laquelle se forment le catarrhe pulmonaire, la péritonite, la pleurésie. La suppression de la sueur des pieds produit des coliques, des diarrhées, des céphalalgies, des douleurs arthritiques. Pierre Franck a transmis l'histoire d'une femme qui fut affectée d'amaurose d'un œil à la suite d'une suppression des règles déterminée par l'immersion des pieds dans l'eau froide. Les lochies furent supprimées chez une femme qui eut l'imprudence de marcher les pieds nus sur le carreau. Quand la peau est en sueur, l'introduction d'un corps froid dans l'estomac supprime la sueur, et cause des affections catarrhales.

Dans la seconde sous-division, je range les affections sympathiques déterminées par l'introduction d'un corps étranger dans l'économie. On peut citer les suivantes : on lit dans les auteurs l'observation rapportée par Van-Helmont, d'une manie causée par des semences de jusquiame imprudemment avalées, laquelle cessa dès que ces semences eurent été rejetées par le vomissement. L'introduction d'une petite boule de verre dans le conduit auditif détermina, chez une jeune fille de dix ans, un engourdissement général de tout le côté gauche du corps qui se changea en une douleur aiguë, accompagnée d'une toux sèche, de convulsions épileptiques et d'atrophies du bras gauche : ces accidents ne se dissipèrent qu'après qu'on eut opéré l'extraction de ce corps étranger (1).

L'action de la résine de jalap, administrée à dose drastique, a causé d'extrêmes douleurs, et laissé une paralysie de la langue et d'une moitié du corps.

Ferrein, cité par Tissot, rapporte l'histoire d'une jeune fille qui perdit tout à coup la faculté d'avaler, le lendemain du jour où elle avait mangé beaucoup de sucreries : elle ne la recouvra que huit jours après, par l'effet de vomissement obtenu à l'aide de la fumée de tabac. Willis fait remarquer que les aliments difficiles à digérer font tousser les hypocondriaques. Chez les malades qui ont de grands ulcères en suppuration, si on surcharge l'estomac, les humeurs se dirigent vers cet organe, la surface ulcérée cesse de se couvrir de pus, une oppression extrême se manifeste, le poumon devient le siége d'une congestion inflammatoire ou purulente, et, au bout de deux ou trois jours, les malades meurent suffoqués.

Dans la troisième sous-division, je range les cas où, sous l'influence de l'affection primitive d'un organe, il se développe, non pas seulement un symptôme, mais bien un état morbide, une affection caractérisée par un ensemble de mouvements synergiques à laquelle il me semble qu'on ne peut pas refuser le nom de maladie. M. Canolle rappelle l'observation d'Audri, qui parle d'une pleurésie avec pointe de côté, crachement de sang, respiration difficile, causée par la présence de vers dans l'estomac. Whytt rappelle que l'inflammation, la cataracte ou l'amaurose dont un œil est affecté, se transmettent souvent à

(1) Tissot.

l'autre par sympathie. Dans les climats chauds, la présence du méconium ou d'une autre humeur retenue dans les intestins des enfants, peut causer le tétanos. Les affections de l'estomac ont causé les douleurs de tête, les vertiges, les maladies soporeuses, l'apoplexie, les convulsions et le délire (1). Plater a vu perdre la vue après des coliques. On a vu une cécité qui revenait périodiquement, et qui céda à la destruction d'ascarides. Tissot rappelle une observation de Sauvages, relative à un enfant que les vers rendirent muet, et qui ne recouvra la parole qu'après en avoir rendu vingt-six dans l'espace de vingt jours. La rapidité avec laquelle se dissipent certaines difficultés de respirer, et quelquefois des pleurésies, des péripneumonies, des hémoptysies bilieuses par l'évacuation des matières dont l'estomac se trouve embarrassé, montre évidemment que ce sont de simples affections gastriques par lesquelles les organes de la respiration sont sympathiquement affectés. L'inflammation de la matrice a causé celle du cervelet (2).

Un jeune homme sujet à une douleur fréquente de l'estomac, présenta, à l'autopsie, une dilatation de l'oreillette droite telle, que cette partie faisait le tiers de l'organe; elle contenait une grande quantité de sang avec des concrétions polypeuses (3). La suppression des menstrues a causé plusieurs fois l'épilepsie, des hémoptysies, etc.

Les faits que je viens d'énumérer sont suffisants pour montrer que les effets sympathiques d'une affection sont

(1) Tissot.

(2) Observation de M. Bouillaud, rapportée par M. Martin.

(3) Morgagni, d'après Jas.

extrêmement variés ; de sorte que l'affection secondaire n'a aucun rapport constant avec la première quant à son siége, sa nature ou son intensité. C'est cette circonstance dans les effets d'une affection qui fait naître les difficultés du diagnostic. De sorte qu'il faut une grande pénétration dans l'examen des symptômes, et une puissance peu commune d'inductions analytiques, pour déterminer non-seulement le siége primitif de la maladie, mais encore ses relations sympathiques.

Dans le principe, l'affection sympathique est sous la dépendance de l'affection primitive ; mais, avec le temps, il est possible qu'à raison de ses progrès, d'une sorte d'habitude introduite dans l'économie, elle acquière une existence indépendante. Cette possibilité devient une certitude quand l'affection secondaire est de la nature de celles qui introduisent dans l'économie une altération organique. *Quædam sympathiæ sunt, per quas omnino nihil passionis propriæ est in parte ; aliæ quæ habent aliquid, sed exiguum, et sine primariâ passione non valent subsistere ; aliæ, et, si secundariæ sint passiones et ab aliis fluxerint, abierunt tam in passiones proprias* (1).

La question de savoir si une affection sympathique est sous la dépendance de l'affection primitive, ou bien si elle a acquis une existence propre, est de la plus grande importance dans la pratique de la médecine ; car c'est suivant la réponse qui lui sera faite que devront être établies les indications. Tant que l'affection sympathique ne s'est pas affranchie de l'affection primitive, c'est en regard de celle-ci que doit être dirigé le traitement : *cum rectè curatarum*,

(1) Hippocrate, dans le 6e liv. des épid. — Voy. Rega.

asserit Celsus, quem prima origo causæ non fefellerit, dit Rega. L'affection sympathique ne deviendrait elle-même une source d'indication qu'autant qu'elle acquerrait une grande intensité; et même alors cette partie du traitement dont elle serait l'objet ne serait que purement symptomatique, et n'aurait d'autre but que de conserver les forces du système, et, en simplifiant la maladie, de favoriser la guérison de l'affection essentielle. *Severiori quoque symptomati, quod vires nimiopère convellit aut etiam prosternit; imprimis diligenterque succurrendum, morbo etiam prætermisso* (1).

Quand, au contraire, l'affection secondaire n'est plus sous la dépendance de l'affection primitive, elle est devenue une maladie idiopathique qui doit être l'objet d'un traitement approprié. Mais, il faut le dire, le moment où cette transformation a eu lieu n'est pas toujours facile à reconnaître. Je ne veux citer, à l'appui de cette assertion, que ces exemples d'affections spasmodiques déterminées par la suppression des menstrues, qui cessent ou persistent après le rétablissement de cet écoulement mensuel.

Phénomènes sympathiques dans leurs rapports avec la manifestation des maladies. — Les phénomènes sympathiques envisagés sous ce point de vue, peuvent être distingués suivant qu'ils apparaissent seuls, tandis que l'affection essentielle garde le silence, suivant qu'ils accompagnent les symptômes essentiels de l'affection et en obscurcissent la physionomie, ou bien encore suivant qu'au lieu de l'obscurcir, ils l'éclairent par des traits caractéristiques.

Comme exemples des premiers, on peut citer une vio-

(1) Fernel, d'après Rega.

lente douleur à une dent saine, causée par la carie d'une dent éloignée ; l'otalgie, le *clavus hystericus*, l'hémicrânie, reconnaissant souvent la même cause ; une suppression d'urine dont la cause fut méconnue pendant six mois, guérie par l'extraction d'une pierre sous la langue (1) ; une douleur du rein droit suivie de convulsion et de la mort, causée par un calcul de la grosseur du pouce placé à l'origine de l'uretère gauche (2).

Barthez rappelle l'observation de De Haën, dans laquelle la présence d'un calcul dans l'uretère gauche ne donna d'autres signes de son existence, pendant deux mois, que des douleurs cruelles dans l'aine et dans toute l'extrémité inférieure gauche. Le même auteur a vu, chez une femme qui avait un ulcère écrouelleux à la région du métatarse, qu'une solution faite au côté externe de cette partie fut suivie, quelque temps après, d'une douleur atroce au coude-pied. On attribuait cette douleur aux progrès de la maladie écrouelleuse, quand elle se dissipa bientôt après, et montra qu'elle dépendait de la sympathie des nerfs. On a observé des apoplexies auxquelles on ne pouvait assigner d'autre cause que la présence de calculs dans les conduits hépatiques, avec cette circonstance qu'ils n'avaient produit aucune douleur. Bonnet et Morgagni, d'après M. Behier, ont recueilli des exemples de douleurs abdominales, chez des personnes qui, après leur mort, ne présentèrent d'autre lésion que dans la tête. Une douleur assez vive au genou est d'abord, dans bien des cas, le seul symptôme remarquable de la luxation spontanée du fémur.

(1) Tissot.

(2) Baglivi, dans Tissot.

Je me dispenserai de citer des exemples de phénomènes sympathiques compliquant les symptômes essentiels d'une affection et en obscurcissant la physionomie. Les faits de cet ordre sont trop nombreux et trop connus. Qui ignore les causes variées du vomissement sympathique qui peut se lier à des engorgements et des inflammations du foie, de la rate, du pancréas ou des reins; à des calculs rénaux ou biliaires, à la grossesse, à une affection cérébrale, à un grand mal de tête, à une commotion du cerveau par une chute ou un coup; à la pneumonie, la gastrite, l'entérite, la péritonite, la métrite, l'iléus, une hernie, etc.? Et qui n'entrevoit pas la difficulté comme l'importance de ne point confondre ces vomissements sympathiques avec celui qui dépend d'un état gastrique, et réclame l'emploi des évacuants? Les nausées continuelles sont quelquefois un des premiers symptômes que produit l'inflammation commençante de la matrice après les couches; si l'on s'y méprend, et si l'on attribue les nausées à la faiblesse de l'estomac, la malade est perdue, dit Tissot. Dans le cas d'une fièvre bilieuse, la céphalalgie sus-orbitaire, si fréquente dans cette affection, dépend-elle de l'état du tube digestif, ou bien est-elle la première expression d'un état nerveux qui, devant exercer plus tard une fâcheuse influence sur le développement et l'issue de la maladie, exige qu'on le combatte dès le principe? C'est là une question à laquelle il n'est pas toujours facile de répondre.

Bichat, reconnaissant combien les phénomènes sympathiques sont prodigieusement multipliés dans les maladies, a fait l'observation que, si l'on ôtait de chacune les symptômes qui ne sont pas exclusivement dépendants de la fonction qui est spécialement altérée, elles offriraient un état de simplicité aussi facile pour l'étude que peu embarrassant pour le traitement.

Cette opinion n'étonne pas de la part de l'illustre auteur de l'Anatomie générale, qui attribuait une si grande importance à la connaissance du siége des maladies ; mais ceux qui pensent que la connaissance de leur nature importe davantage, qu'elle est la source principale des indications thérapeutiques, et, dans le plus grand nombre des cas, l'objet le plus intéressant du diagnostic, ne sauraient l'admettre sans faire leurs réserves. Ce qu'on doit dire, c'est que, si les symptômes essentiels se manifestaient aux yeux de l'observateur purs de tout alliage, le diagnostic, quant au siége surtout, serait beaucoup plus facile ; mais, dans la plupart des cas, le traitement n'en serait pas moins embarrassant, puisque l'absence de phénomènes sympathiques qui n'indiquent généralement pas, ne pourrait simplifier les éléments de la maladie.

Je dois indiquer maintenant des phénomènes sympathiques qui, par cette raison qu'ils accompagnent le plus souvent une affection déterminée, éclairent son diagnostic.

Le délire, le vomissement, le rire sardonique, accompagnent quelquefois, d'après le témoignage de Whytt, l'inflammation du diaphragme.

La démangeaison au nez est un symptôme fort ordinaire de la présence des vers dans le bas-ventre. Les calculs biliaires occasionnent fréquemment des nausées et des vomissements, une douleur fixe au creux de l'estomac : ces symptômes, quand ils sont accompagnés de l'ictère, de la teinte brune des urines, et de la couleur grise des selles, sont un signe infaillible de cette affection, d'après Tissot.

L'inflammation du foie est pour l'ordinaire accompagnée de vomissement, de hoquet, et souvent de douleur vers le haut de l'épaule droite. La présence des calculs dans les uretères produit des nausées, le vomissement, la constipation ou la diarrhée. Une pierre qui se trouve dans le bassinet des reins donne de fréquentes envies d'uriner et de l'ardeur à l'extrémité de l'urètre. La présence d'un calcul dans un des uretères détermine ordinairement la rétraction du testicule. Quand il se trouve une pierre dans la vessie, ou qu'il y a un ulcère dans ce viscère, on ressent une douleur vive et de la démangeaison à l'extrémité de l'urètre, principalement aussitôt que l'on a uriné (1).

Hippocrate enseigne que le tremblement des lèvres annonce des évacuations bilieuses et le vomissement. Van-Swieten ayant vu un jeune homme épileptique à qui la lèvre inférieure tremblait avant l'accès, et dont l'accès finissait quand il avait vomi; en conclut que le siége du mal était dans l'estomac, et le guérit à l'aide des vomitifs et des fortifiants (2).

J'ai encore à considérer les phénomènes sympathiques dans leur rapport avec la guérison des maladies. Puisqu'il y a des phénomènes de cet ordre qui contribuent à leur formation, il doit y en avoir qui influent sur leur terminaison; car, selon un rapprochement très-judicieux présenté par un des professeurs de cette École, les agents thérapeutiques sont des causes au même titre que les agents morbifères, et les uns et les autres ne diffèrent que par le sens de leur action et leurs résultats. C'est par l'effet de la sympathie qui unit une partie

(1) Whytt.
(2) Tissot.

de la peau à la totalité des téguments, que l'application de l'eau froide sur quelque partie arrête les hémorrhagies. La sympathie qui unit les parois d'une cavité, et les points des organes contenus dont la surface y correspond, rend raison de l'action relâchante ou révulsive qu'exerce sur les viscères intérieurs l'application des fomentations, des vésicatoires, des ventouses, des sangsues sur la surface cutanée. Par le même motif, l'application de la flanelle sur la peau exerce une salutaire influence sur la terminaison de la diarrhée. La sympathie qui existe entre le tube digestif et les extrémités inférieures, a permis de mettre fin à des constipations opiniâtres, en versant de l'eau froide sur les pieds et les jambes du malade, ou en le faisant marcher les pieds nus sur un pavé froid. Rega a vu souvent qu'en appliquant des linges trempés sur les testicules, on arrêtait une hémoptysie.

La sympathie de l'estomac avec quelque partie du système explique les effets thérapeutiques suivants. Un peu de liqueur spiritueuse ou de quelque excellent vin suffit souvent pour faire cesser ou éloigner pendant un certain temps le tremblement de mains : cet effet a lieu dans un temps trop court pour pouvoir être expliqué par l'absorption. Il en est de même pour l'action sympathique des huiles volatiles, des plantes aromatiques, des baumes, des térébenthines, de l'alcool, de l'éther, du café, de l'opium. Un seul grain de cette dernière substance a produit un sommeil doux et paisible, sans avoir été dissous par les sucs gastriques, comme on le vit lorsque, au réveil, une légère nausée le fit rendre tout entier. L'impression des acides un peu acerbes sur l'estomac peut aller jusqu'à suspendre les hémorrhagies et les vomissements.

C'est par la sympathie qui lie les points unis par la continuité des membranes, qu'on explique comment les émanations de l'eau de la reine de Hongrie et de l'esprit-de-vin arrêtent quelquefois la toux qui était annoncée par un chatouillement. Boyle parle de plusieurs personnes qui ont été purgées par la seule odeur d'une potion purgative (1). Une forte irritation de la pituitaire réveille l'action du cœur dans la syncope, et celle du poumon et du diaphragme dans l'asphyxie. La sympathie qu'ont entre eux le tissu cellulaire du poumon et celui des extrémités inférieures, rend compte du procédé de Lieberkhün, qui, dans les cas d'œdème, déterminait, par des pédiluves, l'eau infiltrée dans les cellules du poumon à se porter sur les jambes.

Barthez recommande, dans le traitement des fluxions, de placer les attractifs dans les organes dont l'affection sympathique peut modérer le plus la synergie des mouvements de fluxion à ses diverses périodes; et secondement, dans des organes qui ont, avec celui où se termine la fluxion, des sympathies particulières par le moyen desquelles on puisse affaiblir l'irritation primitive de cet organe. C'est d'après cette dernière vue qu'il convient, dans les hémorrhagies utérines qui ont lieu pendant la grossesse, de placer, après une saignée générale faite au bras, des sangsues sur les mamelles.

La sympathie qui unit chaque moitié latérale du corps intérieur, est le fondement de ce précepte qu'il convient de placer les attractifs dans celle où est situé l'organe affecté.

On lit, dans Joseph Franck, un cas de céphalie, publié par Rhodius, dans lequel une saignée de la saphène droite

(1) Whytt.

enleva la douleur du côté droit de la tête, après laquelle persista la douleur du côté gauche, qui ne céda qu'à une seconde saignée faite de ce côté.

La sympathie qui existe entre les deux yeux est telle, que le traitement employé dans l'affection de l'un influe sur l'état de l'autre. M. le professeur Serre vient de publier deux observations qui font ressortir la sympathie qui lie ces deux organes.

DES PHÉNOMÈNES SYNERGIQUES DANS LES MALADIES.

Jusqu'ici nous n'avons considéré que les relations extérieures de la maladie ; maintenant nous allons entrer dans son intérieur.

Barthez a défini la synergie : un concours d'actions simultanées ou successives des forces de divers organes, concours tel que ces actions constituent, par leur ordre d'harmonie ou de succession, la forme propre d'une fonction de la santé, ou d'un genre de maladie ; comme, par exemple, la forme générique d'une excrétion ou d'une inflammation.

Le rapprochement des deux exemples que donne Barthez à l'appui de sa définition rappelle la comparaison qu'a faite Bordeu des actes d'une maladie avec ceux d'une fonction : « chaque maladie, nous dit-il (1), a sa marche et sa révolution, ou un espace de temps qu'elle parcourt ; elle a ses temps d'accès et de durée, qu'il est, pour ainsi dire, impossible de changer. Un observateur attentif peut y re-

(1) Recherches sur les maladies chroniques.

marquer dans toutes, comme dans l'excrétion d'une glande ou dans l'ouvrage de la digestion : 1° certain changement du corps qui annonce les approches de la maladie ou sa préparation ; 2° les phénomènes qui indiquent sa présence ou sa formation ; 3° l'effort combiné de tous les organes qui termine la maladie, soit en la déracinant tout-à-fait et ramenant la santé, soit en la changeant en une autre ; ou bien cet effort cède lui-même à la violence du mal, et s'éteint avec la vie du malade. Cet ordre de changement, qui est commun à toutes les maladies, paraît établir entre elles la ressemblance de forme qu'Hippocrate a dit leur appartenir, ou que leur véhémence ou leur petitesse, leur lenteur ou leur célérité, etc., ne sauraient leur ôter. »

Ce passage de Bordeu présente trois vues précieuses : la première a pour objet l'analogie qui existe entre une fonction naturelle et la maladie, de sorte que celle-ci peut, à bon droit, recevoir le nom de fonction pathologique. La seconde est relative à la part synergique que tout le corps prend à la maladie. Il en est, dans ce cas, comme dans la digestion, où l'estomac, qui en est le principal organe, réveille et attire à lui l'action des autres organes et de toutes les parties, pour qu'ils l'aident dans sa fonction. Conduit par ses idées sur la pluralité des vies organiques, Bordeu procède de la considération du siége de la fonction ou de la maladie, pour s'élever à la notion des actes synergiques. Il est une autre voie qui y conduit : cette voie, c'est la considération des forces de l'organisme, de leur unité et de leur spontanéité. Quand on se place au centre même de la vie, il est aisé de saisir qu'il y a concours d'action, synergie des organes dans l'accomplissement d'une fonction, comme dans le développement d'une maladie.

La troisième vue présentée dans le passage de Bordeu, se rapporte à ce que toutes les maladies paraissent avoir entre elles de commun. Elle reproduit cet aphorisme d'Hippocrate : *morbis omnibus modus unus est.*

Pour mettre de l'ordre dans ce que j'ai à dire touchant les actes synergiques dans les maladies, j'étudierai celles-ci au point de vue de leur composition, de leur marche, et de leurs modes de terminaison.

Dans toute manifestation pathologique, il existe plusieurs actes qui procèdent des différentes parties de l'organisme, et qui concourent pour en caractériser la physionomie. Ces actes ne sont pas l'effet d'un accident. Bien qu'ils ne soient point infaillibles, ils coïncident si fréquemment avec l'affection, qu'on ne peut méconnaître qu'ils entrent dans le plan de la maladie : ils en constituent un des traits ; ils lui appartiennent, bien différents en cela des phénomènes sympathiques dont nous avons reconnu l'inconstance et la variabilité, quoique, dans certains cas, ils aient de la valeur. Ces actes sont donc synergiques. Ils doivent être rapportés à la modification de la force vitale d'où provient la maladie. Ces phénomènes synergiques ont reçu le nom de symptômes essentiels : c'est sous leur forme que nous apparaissent d'abord les synergies morbides.

Mais, au milieu des manifestations variées qui peuvent accompagner une maladie dès sa naissance, quel moyen de distinguer celles qui lui appartiennent de celles qui lui sont étrangères ? Je n'en vois pas d'autres que de les rattacher aux affections élémentaires dont elles se composent. Ce n'est qu'après avoir établi ce lien de causalité entre les éléments de la maladie et son expression symptomatique, qu'on peut distinguer les phénomènes essentiels de ceux qui sont purement sympathiques ou dépendent de conditions particulières au malade. C'est ainsi que l'étude des phénomènes synergiques dans les maladies implique la détermination des états simples qui les constituent et l'appréciation de leurs rapports réciproques. En s'élevant de la forme à la nature des fonctions pathologiques, elle a pour guide l'induction, dont les droits à la solution des problèmes médicaux ont été, dans ces derniers temps, tour à tour méconnus et hautement proclamés, et pour résultat le plus direct l'application dans le traitement des méthodes analytiques.

Ces considérations rendent raison du précepte donné par Hippocrate, et reproduit de nos jours par Hufeland, de distinguer la maladie et le malade. Ce n'est qu'ainsi qu'on peut satisfaire à la fois la science, qui aspire aux propositions générales, et l'art, qui veut qu'on spécialise les traitements. On voit, dès lors, quelle étude est la plus profitable, des tableaux de maladies laissés par l'école hippocratique, ou des inventaires de symptômes dressés de nos jours.

Mais la maladie n'est pas un état stationnaire; elle a sa marche, ses phases, ses modes naturels de terminaison. Il est donc important de l'observer ainsi dans la coordination des actes successifs qui constituent son développement, d'apprécier leur degré d'importance, l'influence qu'ils exercent et celle qu'ils reçoivent, leur direction, afin de porter un jugement sur l'issue de la maladie, et déterminer les méthodes de traitement.

C'est là l'objet du pronostic, qui tient une si grande place dans la doctrine hippocratique. Le pronostic embrasse la maladie depuis son origine jusqu'à sa terminaison. Quand il observe une période, il jette un regard sur le passé, afin de la rattacher aux périodes antérieures, et s'applique à prévoir dans l'avenir quelle direction prendront celles qui doivent suivre. Il repose sur la connaissance approfondie de l'ordre que les synergies pathologiques observent dans leur succession, sur le type de leur développement, et, en saisissant à sa source l'idée de la régularité, en déduit le véritable sens de l'ataxie et ses applications. De nos jours, le pronostic, soigneusement enseigné dans cette École, n'est que trop négligé ailleurs; et comment en serait-il autrement, quand on nie l'unité de la vie, les mouvements synergiques, et qu'on réduit, dans la plupart des cas, la maladie à un état d'irritation produite sympathiquement dans l'organisme par l'action des causes extérieures ou d'une altération organique?

L'examen des mouvements synergiques considérés dans l'évolution d'une maladie montre qu'ils constituent deux périodes : celle d'irritation et celle de résolution, et deux ordres de mouvements consensuels; l'un de condensation, de spasme ou de fluxion, l'autre d'expansion, de détente ou de résorption (1). Ces deux périodes et ces deux ordres de mouvements s'observent quand il y a guérison dans les maladies nerveuses, les hémorrhagies, les fluxions, les fièvres, les exanthèmes fébriles, on peut dire dans toutes les maladies; car il n'y en a peut-être aucune qui ne présente des mouvements généraux ou partiels vers un ou plusieurs points de l'économie. A ces deux mouvements s'associe fréquemment, surtout quand la maladie porte sur les organes internes, un mouvement dirigé des parties supérieures vers les inférieures. C'est une des conditions de

(1) Voy., à cet égard, Grimaud.

la régularité comme de l'heureuse terminaison des maladies, que les mouvements synergiques dont elles se composent suivent cet ordre et cette direction. C'est, au contraire, un signe d'ataxie et un fâcheux présage quand ils se dirigent dans des sens opposés.

Mais cette vue générale ne peut suffire ; il convient de pénétrer plus avant dans l'étude des actes synergiques qui s'accomplissent pendant le cours des maladies, et en préparent la terminaison. Ici, il est nécessaire de distinguer les maladies purement nerveuses, dans lesquelles la force motrice est seule intéressée, des maladies humorales ou avec matière, dans lesquelles les troubles de la force plastique ont introduit dans l'organisme une altération des solides et des fluides.

Je ne crois pas que le nombre des maladies purement nerveuses soit grand : toutes les fois qu'elles se prolongent, il est à craindre qu'elles soient sous la dépendance d'une cause matérielle. Hippocrate a fait remarquer, dans son Traité de l'ancienne médecine, que quand le froid et le chaud, ou mieux le spasme et l'atonie, ne sont pas associés à une altération des qualités, ils se succèdent avec rapidité, et se neutralisent spontanément. Quoi qu'il en soit, dans les cas où l'on admet des maladies essentiellement nerveuses, chez lesquelles il n'y a point d'altération, du moins sensible, dans la composition moléculaire des fluides et des solides de l'économie, il ne peut y avoir lieu à un travail de recomposition organique. Le retour des mouvements normaux suffit pour opérer la solution de la maladie. C'est dans les cas de ce genre que la théorie des crises, professée par l'école physiologique, trouve son application. Les excrétions qui accompagnent quelquefois la résolution des mouvements spasmodiques, ne font qu'exprimer le retour des organes à l'exercice de leur fonction; elles ne sauraient entraîner avec elles les produits d'une élaboration curatrice qui n'a pas eu lieu.

Dans les maladies humorales, les actes synergiques accomplissent, en outre des mouvements sensibles que nous avons constatés, un travail intime d'élaboration moléculaire qui échappe aux regards de l'observateur, et dont il ne peut saisir que les résultats : ce travail a pour objet de déterminer, dans la composition de la matière organique, des modifications qui la préparent à être assimilée ou portée au dehors. C'est alors que se justifie dans tous ses points la comparaison de Bordeu : la maladie est une véritable digestion pathologique dont le produit des actes synergiques qui la constituent peut, à juste titre, recevoir le nom de coction. Or, s'il est vrai que tout le corps prend part au travail de l'estomac, ne le sera-t-il pas aussi qu'il prend part, au moyen d'une synergie générale, à l'œuvre curatrice de la coction?

C'est quand les maladies sont livrées à elles-mêmes, ou que, du moins, leur marche n'est pas troublée par l'intervention de nouvelles causes morbides ou par un traitement indiscret, qu'elles permettent le mieux d'observer leurs modes naturels de terminaison. Pour les exposer avec ordre, je crois devoir distinguer les maladies générales fébriles des locales apyrétiques.

La durée des premières est renfermée dans des limites déterminées. Une vie aussi surexcitée, des mouvements aussi rapides, ne peuvent durer un certain temps sans que la question se décide, soit par la destruction de l'organisme et la mort, soit par son rétablissement et le retour à la santé. L'expérience a appris que leur durée avait coutume d'observer les nombres qui se rattachent à la période septénaire.

Le rétablissement se fait, ou par un passage insensible, ou par un changement subit de l'état souvent le plus dangereux en un état favorable. Dans ce dernier cas, lorsque la maladie a atteint son point culminant, au milieu des symptômes les plus effrayants, il se fait tout à coup une évacuation, et la maladie est comme tranchée. Les crises de ce genre étaient, dans les temps anciens, les plus ordinaires : les premières se reproduisent plus souvent de nos jours.

Le rétablissement est donc le plus souvent lié à des évacuations manifestes dont les principales sont la sueur, l'urine, les évacuations sanguines, les selles. Mais ces évacuations, quand elles doivent être favorables, ont des qualités particulières. La sueur est uniforme, chaude et vaporeuse ; l'urine est trouble et laisse déposer un léger sédiment uniforme qui n'est pas trop abondant ; la diarrhée est féculente et fétide ; l'hémorrhagie ni trop forte ni trop faible.

Quelquefois le rétablissement s'effectue par des maladies locales, des dépôts, dont les plus favorables sont un abcès, quand il est extérieur, le meilleur des secours métastatiques naturels, un exanthème, un furoncle, une inflammation érysipélateuse, l'engorgement des glandes ; ou bien la maladie, en se prolongeant, change de forme, devient une fièvre chronique, lente, intermittente.

Le rétablissement des maladies locales sans fièvres a lieu quelquefois après une certaine durée, quand elles ont parcouru leurs périodes d'augment et de déclin. C'est ainsi qu'un catarrhe, une gonorrhée, un accès de goutte, un rhumatisme local, cessent souvent d'eux-mêmes.

Ordinairement la rémission des symptômes s'accompagne d'une augmentation et d'un changement dans les évacuations.

Dans d'autres circonstances, la solution de la maladie a lieu par métastase; celle-ci détermine une amélioration si l'organe secondairement affecté est moins important que le premier. C'est ce qui a lieu quand le dévoiement cesse et se change en un coryza; qu'un délire s'apaise et fait place à un exanthème ou à une fièvre intermittente; qu'une suppuration interne prend fin, et qu'il se forme une sécrétion de pus à la peau ou sur un autre organe sécréteur.

Ailleurs il se fait une évacuation ou une excrétion salutaire. L'écoulement des larmes entraîne au dehors le grain de sable qui est tombé dans l'œil; le vomissement, les selles, la matière hétérogène qui est parvenue dans l'estomac; l'inflammation et la suppuration, un corps étranger qui a pénétré dans la substance d'une partie. Souvent ce sont des matériaux de l'organisme ou qui ont pris naissance au dedans de lui, dont l'évacuation détermine la guérison : par exemple, une hémorrhagie, une évacuation de bile, de mucosité, de pus, de concrétions pierreuses; la sortie, par la voie de la suppuration, de parties mortifiées par la gangrène.

Enfin, dans quelques cas, les parties perdues se régénèrent, celles qui étaient altérées dans leur composition se recorporent. C'est ce qui a lieu dans la cicatrisation des plaies, dans la formation d'une nouvelle partie osseuse.

Tous les modes de terminaison que je viens d'énoncer sont le produit d'actes médicateurs, de véritables synergies curatrices. L'expérience a appris qu'il n'y a point de maladies où, spontanément, sans aucune intervention de l'art, elles n'aient produit la guérison. Toutefois, dans leur nombre, il en est quelques-unes dont la durée n'est point limitée, et qui ont une tendance à persister autant que la vie : telles sont, par exemple, la syphilis, les affections scrophuleuses et herpétiques, la goutte. Dans ces cas même, on observe des mouvements synergiques judicateurs, impuissants sans doute pour détruire le germe de la diathèse, mais qui semblent avoir pour effet d'en expulser les fruits.

C'est ainsi que doivent être considérés, dans la goutte, les accès qui surviennent par intervalle. La fièvre, le mouvement fluxionnaire, le transport sur les extrémités de fluides chargés de matériaux calcaires, portent tous les caractères d'efforts judicateurs dans lesquels on ne peut méconnaître le concours de plusieurs organes.

Dans les diathèses scrophuleuse et herpétique, les ulcères, les croûtes à la peau, les pustules, les vésicules, tous les produits, en un mot, de ces efflorescences chroniques, ne doivent-ils pas être considérés comme le résultat d'un mouvement dépurateur, d'une synergie curatrice? Ce qu'il y a de certain, c'est que, lorsque leur éruption est supprimée, la cachexie augmente, et ses progrès ne peuvent être avantageusement combattus que par le rétablissement de ces actes morbides. Les auteurs les plus dignes de foi, en disent autant de l'affection syphilitique (1).

Je ne puis terminer sans dire un mot de ces mouvements synergiques curateurs, à l'aide desquels s'amendent dans leurs conditions ces cachexies qu'une altération lente des solides et des liquides a introduites au sein de l'éco-

(1) Voy. Hufeland, thérapeutique générale.

nomie. M. le professeur Lordat, qui appelle l'attention sur cet ordre de faits, dans son savant ouvrage sur la Perpétuité de la médecine, en donne pour exemple les catarrhes spontanés qu'éprouve deux ou trois fois l'année un vieillard sédentaire qui ne transpire presque plus, et qui, grâce à l'expulsion des humeurs dangereuses qui l'incommodaient, recouvre une santé parfaite ; la fièvre gastrique ou un choléra-morbus ordinaire, qui font disparaître le teint jaunâtre d'un homme qui avait été exposé aux chaleurs de l'été et à des travaux pénibles.

Nous avons observé les phénomènes synergiques qui entrent dans la composition des maladies, ceux qui en constituent le développement, ceux enfin qui en déterminent la guérison. A quoi pouvons-nous attribuer les uns et les autres, si ce n'est à la Puissance même de la vie agissant d'après les lois préétablies auxquelles elle est soumise ? Qui ne voit que les mêmes forces et les mêmes lois par lesquelles le corps organique vit et se conserve, sont aussi celles par lesquelles la maladie naît et se forme, et encore celles par lesquelles elle se guérit et fait place à la santé ? Le mouvement vital interne est aussi le mouvement curateur interne. La Puissance qui ne cesse de créer à chaque instant l'organisme vivant, qui écarte en partie le monde extérieur, en partie le reçoit et se l'approprie ; qui rejette au dehors les matériaux altérés et devenus inutiles, n'est pas autre que celle qui agit sur la maladie, sépare et expulse ses produits organiques, détermine un travail assimilateur et sécrétoire, rétablit l'équilibre des fonctions, et souvent même opère une création toute nouvelle des parties mortifiées (1).

(1) Voy. à ce sujet, et sur les crises, Hufeland, ouv. cité.

L'examen des mouvements synergiques considérés dans les périodes des maladies et leurs modes de terminaison, conduit directement à l'étude des méthodes naturelles de traitement, et des méthodes empiriques imitatives; puisque, selon Barthez, les premières ont pour objet de préparer, de faciliter et de fortifier les mouvements spontanés de la nature qui tendent à opérer la guérison des maladies, et que les secondes ont pour objet de déterminer la nature du malade à des mouvements de fièvre ou autres conformes à ceux par lesquels la nature humaine guérit souvent des maladies. Mais, en outre, en conduisant à la notion des altérations humorales, elle pose le point de départ des méthodes spécifiques; de même qu'en faisant saisir l'ordre d'enchaînement qui règle la succession des mouvements synergiques, elle aide à comprendre les effets de plusieurs méthodes perturbatrices.

L'étude des mouvements synergiques, dans leur généralité, fait mieux encore. Non-seulement elle pose les bases des diverses méthodes thérapeutiques; mais, de plus, elle en fait saisir l'esprit. Formé à son école, le médecin sait qu'il ne peut agir sur l'organisme que par l'intermédiaire des forces: c'est donc sur elle surtout qu'il fixe ses regards. Il connaît l'ordre des mouvements synergiques, et il a garde de les intervertir: il les surveille, les seconde, les corrige au besoin; mais il n'a pas la prétention de les supprimer, quand il soupçonne qu'à ses mouvements apparents est associé un besoin du système, ou un travail d'élaboration dans les fluides et les solides de l'économie. Enfin, en dehors de ces considérations générales, l'étude des mouvements synergiques conduit à la théorie des méthodes révulsive et dérivative qui reçoivent dans la pratique de si nombreuses et de si importantes applications.

RAPPROCHEMENT ENTRE LES PHÉNOMÈNES SYMPATHIQUES ET LES PHÉNOMÈNES SYNERGIQUES DANS LES MALADIES.

Je termine ce travail, bien imparfait, en rapprochant les uns des autres les deux ordres de phénomènes que je viens d'étudier.

La sympathie et la synergie expriment deux genres de relations bien différents entre eux, quoique, dans certaines circonstances, le même phénomène puisse les soutenir en même temps. Ainsi, par exemple, dans le cas d'une inflammation du foie déterminée consensuellement par une affection du cerveau, les actes pathologiques, qui sont constitutifs de l'inflammation, sont dans un rapport de sympathie avec l'affection cérébrale, et dans un rapport de synergie les uns à l'égard des autres.

La relation de sympathie intéresse l'affectibilité des organes ; la relation de synergie met en jeu leur activité.

La différence qui les sépare est donc réelle, bien que, dans l'application, elle puisse être quelquefois difficile à saisir : ce qui ne doit pas étonner ; car, dans le cercle que parcourent les actes de la vie, il n'est pas toujours donné de reconnaître la nature du lien qui les unit. Dans ce cas, il en est comme dans plusieurs autres. Peut-on toujours distinguer, par exemple, l'inflammation d'une simple congestion sanguine, et doit-on prendre texte de cette difficulté pour nier ce que ces deux états ont de différent ?

Les phénomènes sympathiques, nous l'avons vu, demeurent en dehors de la maladie; les phénomènes synergiques entrent dans sa composition.

Les premiers sont donc le plus souvent variables ou accidentels; les seconds ont plus de constance.

Les premiers peuvent agir à titre de cause pour donner lieu à la production de la maladie; les seconds constituent sa forme, et procèdent de ses éléments essentiels.

Les premiers altèrent fréquemment sa physionomie; dans quelques cas, à la vérité, ils l'éclairent; les seconds, au contraire, dessinent ses traits et la caractérisent.

Les premiers, en acquérant de l'intensité, peuvent troubler sa marche; les seconds, par l'ordre de leur enchaînement, déterminent son évolution.

Dans le traitement, les premiers peuvent fournir matière à quelques procédés utiles; les seconds produisent les voies naturelles de solution, et donnent la clé comme l'esprit des méthodes thérapeutiques.

FIN.

www.ingramcontent.com/pod-product-compliance
Ingram Content Group UK Ltd.
Pitfield, Milton Keynes, MK11 3LW, UK
UKHW022148190726
13855UKWH00004B/1394